XIIIe Congrès international
DES SCIENCES MÉDICALES

(Paris, 2-9 Août 1900).

SECTION DE MÉDECINE INTERNE

Extrait des Volumes du Congrès

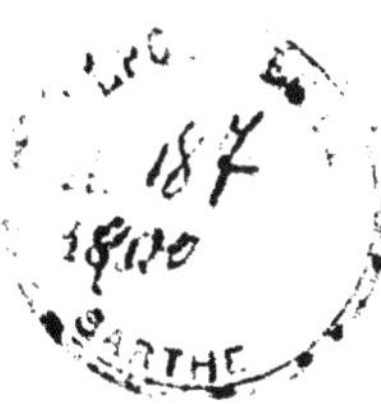

La Tuberculose

ET LES

MÉDICATIONS NOUVELLES

COMMUNICATION PRÉSENTÉE

PAR LE

DR BARADAT

Médecin consultant à Cannes.

PARIS

INSTITUT INTERNATIONAL DE BIBLIOGRAPHIE

95, boulevard Saint-Germain, VI.

1900

XIII⁰ CONGRÈS INTERNATIONAL DES SCIENCES MÉDICALES

(Paris, 2-9 Août 1900)

LA TUBERCULOSE
ET LES MÉDICATIONS NOUVELLES

PAR LE

D' BARADAT

Médecin consultant à Cannes.

Devant les ravages de la tuberculose, qui élève dans des proportions effrayantes le chiffre de la mortalité, la question du traitement se pose à chaque instant de la façon la plus impérieuse et les médications nouvelles se présentent tous les jours plus nombreuses.

Quelles doivent donc être à l'heure actuelle les bases de ce traitement ?

En matière de tuberculose, comme de toute maladie infectieuse, il est à considérer deux facteurs :

L'agent infectieux et contagieux dont les caractères biologiques et morphologiques nous sont aujourd'hui connus, et le terrain sur lequel cet agent s'est greffé, terrain créé par l'hérédité ou terrain acquis.

Toute médication rationnelle, pour être complète et vraiment efficace, doit s'adresser à ces deux facteurs et tenir compte de tous les éléments qui se présentent en face d'un cas donné.

Or, si nous envisageons les médications nouvelles employées contre la tuberculose, elles ont toutes une valeur réelle, mais en s'adressant à des phénomènes spéciaux, et non à l'ensemble des éléments à combattre ; elles peuvent avoir certaines indications particulières, sans répondre au but auquel on doit tendre ; elles sont, par suite, insuffisantes.

Parmi ces médications dont nous examinerons 'plus loin l'action comparative, les unes sont destinées à améliorer ou à relever le terrain, les autres ont une valeur spécifique, elles sont bactéricides ou antitoxiques.

La médication qu'il y a lieu de préconiser, devra tenir à la fois des deux groupes de médications précédentes, c'est-à-dire qu'elle devra agir au point de vue dynamique et au point de vue spécifique. Les esprits sont naturellement disposés à considérer tout traitement nouveau contre la tuberculose comme devant amener immédiatement une guérison radicale et absolue de cette terrible maladie sans se préoccuper de l'agent infectieux en lui-même ou de ses toxines, ou sans avoir en vue le terrain sur lequel ils agissent.

Nous devons réagir contre cette tendance et nous nous efforcerons de ramener les esprits dans la voie de la vérité et de la saine appréciation des médications nouvelles.

Voici par exemple un sujet anémié, le bacille de Koch l'a envahi, ce bacille reste encore à l'état latent ; laissez ce sujet abandonné à lui-même, l'anémie s'accentuera, l'activité digestive diminuera, les forces disparaîtront, l'assimilation sera réduite au minimum ; il y aura, suivant une expression absolument exacte, une faillite de tout l'organisme.

A ce sujet que faut-il ?

Tout d'abord remonter l'organisme, favoriser la nutrition; c'est alors qu'entrent en jeu les médications destinées à produire ces effets, médications hygiéniques, arsenic notamment sous la forme la plus assimilable (*arsycodile*), tannin, iode, huile de foie de morue, etc.

Ainsi, le bacille de Koch se trouvera tenu en respect, son action sera neutralisée, et tant que l'équilibre sera maintenu entre la résistance et la déchéance, notre sujet vivra.

Mais, il arrivera un moment fatal où le bacille triomphera, et cela, sous l'influence des causes multiples auxquelles un organisme, déjà infecté, devra payer le plus large tribut : telles sont les misères physiologiques, les chagrins, les bronchites répétées, l'influenza, la rougeole, la scarlatine.

De sorte que ces traitements du terrain, si nous pouvons dire, qui paraissaient efficaces, n'avaient qu'une action éphémère ; ce qui leur manquait, c'était d'attaquer le mal dans son essence en détruisant le bacille ou le produit toxique.

Il en est ainsi de toutes les médications, que j'appellerais volontiers médications partielles, lorsqu'il s'agit de traiter un tuberculeux.

Voyons celles qui s'adressent au terrain.

Tout d'abord, et en premier lieu, nous considérons que le traitement hygiénique doit être la base, l'adjuvant indispensable de toute médication ; sans lui, toutes devront fatalement échouer.

La façon la plus simple, à notre avis, pour réaliser ce traitement hygiénique, est celle des sanatoriums libres, des home-sanatoriums de Landouzy, tels qu'ils sont échelonnés, sous forme de villas, sur nos rives ensoleillées de la Méditerranée. Là, en effet, toutes les conditions, visant non seulement l'hygiène, mais aussi l'état moral parfait du malade, qui n'est soumis qu'à sa propre volonté de guérir, peuvent être facilement remplies.

Le sanatorium fermé doit être réservé aux impulsifs, aux malades incapables de pouvoir se diriger ou d'avoir une volonté.

Au point de vue du traitement médicamenteux, on s'est surtout occupé du cacodylate de soude.

Nous ne ferons pas ici une étude complète de ce médicament, cela nous entraînerait trop loin des limites d'une communication. Le plus important sera d'en fixer la valeur.

Or, il est certain d'abord, que les desiderata formulés par M. le Professeur Gauthier concernant la pureté du cacodylate ne sont pas toujours remplis.

M. A. Gauthier a indiqué les réactions qui permettent de reconnaître que ce médicament est à l'état de pureté, mais il a aussi signalé l'existence, en quantités considérables dans le commerce, de cacodylate impur et capable de produire des accidents.

N'en a-t-il pas été lui-même la dupe, au cours d'une série d'essais dans un grand hôpital de Paris ? et, ce qui a pu se passer dans cet hôpital, muni d'un personnel très au courant, peut, à plus forte raison, se produire ailleurs. Nous pourrions citer maintes observations à ce sujet et elles seraient d'autant plus importantes qu'actuellement les officines sont envahies par des produits commerciaux incertains dont il faut toujours se méfier.

L'action elle-même du médicament et son efficacité doivent être envisagées à la lumière de l'expérience qu'en ont eue de nombreux observateurs et que nous en avons nous-même.

Les promoteurs ont eu le tort, suivant nous, de donner au cacodylate le titre de spécifique de la tuberculose ; c'est ainsi du moins que l'ont considéré un grand nombre de personnes. En face des observations très favorables, et qu'on ne saurait mettre en doute, de MM. A. Gauthier, Renaut, Rendu, Letulle, etc., nous possédons bien d'autres observations, toutes irréprochables et où les résultats sur la tuberculose ont été nuls.

Dans notre pratique nous employons d'une façon courante le cacodylate ; ses effets ont été excellents chez les anémiques, chez les lymphatiques ganglionnaires, les chlorotiques, et, dans ces cas, nous avons observé un véritable coup de fouet sur l'organisme, de l'augmentation de l'appétit et la fonte ganglionnaire.

Au contraire, les résultats ont été nuls dans la tuberculose ulcéreuse et cavitaire.

La vérité, c'est que, sous une forme pure, et notamment avec la marque vulgarisée sous le nom d'*arsycodile*, qui répond le mieux aux conditions formulées et qui, de l'avis unanime du corps médical, paraît être la meilleure, le cacodylate de soude devra rester dans l'arsenal thérapeutique, mais ses indications et son efficacité ne sont autres que celles de l'arsenic lui-même. Il doit être considéré comme le moyen le plus facile d'administrer l'arsenic ; c'est un puissant modificateur du terrain, mais surtout dans la tuberculose ouverte, ulcéreuse, il ne faudra pas en attendre des résultats certains au point de vue de la régression des accidents. Nous n'en avons jamais obtenu.

Il sera surtout bon pour les prédisposés, pour ceux chez lesquels l'infection n'est qu'au début, ceux dont Darenberg, Landouzy, Grancher, Chuquet ont si bien indiqué les signes précoces.

1*

Quand aux vanadates, ils n'ont pas répondu au but que l'on en attendait, mais cela tient surtout à la difficulté d'obtenir des produits bien déterminés.

Il en est de même de certains sérums artificiels, récemment préconisés, qui doivent être rangés dans la classe des reconstituants du terrain et auxquels il manque le pouvoir bactéricide ou antitoxique. Ce qu'on peut dire sur la valeur des sérums artificiels, comparée à celle des sérums naturels, dans la tuberculose, et c'est un point sur lequel j'insiste, c'est qu'une petite quantité de sérum naturel est nécessaire pour produire un effet thérapeutique intense, effet qui ne peut être obtenu que par une quantité double ou triple de sérum artificiel. Il y a là un « quid divinum » dû évidemment à la composition intime du sérum naturel.

Nous arrivons au traitement par la viande crue, au sujet duquel les savantes et remarquables recherches de MM. Richet et Héricourt sont connues de tous. Depuis 1865 où Fuster, de Montpellier (*Bull. de l'Acad. des Sciences*), parle de la viande crue et tire de son emploi des indications précieuses et véritablement scientifiques, jusqu'à MM. Richet et Héricourt, rien n'avait été essayé dans ce sens. On sait les magnifiques résultats qu'ils ont obtenus chez les chiens tuberculisés soit au point de vue curatif, soit même au point de vue préventif.

Les recherches expérimentales ont démontré à MM. Richet et Héricourt que le suc de viande n'agit pas comme aliment, mais comme antitoxique. — Son antitoxine neutraliserait dans l'organisme les effets de la toxine tuberculeuse.

Nous ne retiendrons de leurs recherches que quelques points qui nous intéressent particulièrement.

On sait qu'il s'agit du plasma musculaire obtenu soit par la presse, soit par la congélation. puis par le dégel rapide de la matière musculaire.

Comment est-il préférable de préparer ce suc de viande? Vaut-il mieux mettre de l'eau dans la masse hachée avant de la presser ? Oui, mais en très petite quantité, à peine un cinquième du poids total de la viande. La presse la plus commode et la plus pratique pour la fabrication du plasma, est celle de Hummela

En interposant dans la masse de viande hachée des billes en bois, on divise plus complètement la masse, et alors la compression devient plus efficace et le rendement de plasma est plus élevé.

Quelle est maintenant la manière d'administrer la médication Richet et Héricourt ? Le moyen que j'ai adopté à Cannes pour les malades que je soumets à la viande crue et au plasma est le suivant : la quantité journalière de viande hachée est de 800 grammes, le malade absorbe autant de viande crue qu'il peut en accepter, puis le reste de la viande hachée est soumis à la presse.

Le plasma doit être pris immédiatement après sa préparation ; attendre serait s'exposer à absorber un liquide corrompu et très toxique.

Bien que cette méthode de traitement m'ait donné parfois d'excellents résultats, je la considère comme difficilement applicable dans la pratique courante.

Elle présente de graves inconvénients : d'abord elle n'est pas à la portée de tous. En effet, outre les desiderata qu'elle réclame relativement à sa préparation, elle a le défaut d'être coûteuse (800-1500 grammes de viande par jour) ; d'être difficilement supportée par certains malades ;

de nécessiter une surveillance très attentive, car le suc de viande se corrompt très vite et devient rapidement toxique. — Injecté sous la peau d'un animal, il entraîne la mort en quelques minutes.

Ces expériences d'injection de plasma antituberculeux ont été faites au laboratoire même de MM. Richet et Héricourt. Ces tentatives pour faire pénétrer sous la peau un liquide immunisant et même curatif, nous ont ramené tout naturellement aux travaux déjà anciens, mais très complets, sur les propriétés bactéricides ou antitoxiques du sang des animaux réfractaires ou soi disant réfractaires à la tuberculose.

La littérature médicale de 1890 à 1895 montre combien cette question fut soumise a des discussions vives et à des critiques acerbes.

Il ressort cependant de ces travaux ce fait : que le sang de certains animaux confère l'immunité contre la tuberculose et qu'il peut même la guérir. « J'ai, dès 1888, exprimé cette pensée, écrivait le professeur Bouchard à M. Bertin, l'un des promoteurs de la sérothérapie antituberculeuse, que les vaccins ne me semblaient pas appelés à jouer un rôle seulement dans la prophylaxie, mais qu'ils étaient destinés à devenir des moyens de traitement » (6 décembre 1890).

Nous n'hésitons pas à nous rattacher à cette méthode d'hématothérapie antituberculeuse, préconisée depuis 1889 par MM. Bertin et Pick. Cette méthode, telle qu'elle est modifiée aujourd'hui par les persévérantes recherches de ces savants, me paraît être la médication renovée, nouvelle même, appelée à donner la solution, si longtemps cherchée, du problème de la guérison de la tuberculose.

Bien entendu, pas plus avec cette médicatio qu'avec

tout autre, il ne faut attendre que l'individu soit émacié, qu'il présente des troubles digestifs et de la cachexie pour le soigner.

En effet, et nous insistons sur ce point, un tuberculeux n'est pas un phtisique. Un phtisique est le sujet chez lequel le bacille de Koch, après avoir opéré sa marche progressive, a amené lentement la destruction suppurative des cellules envahies et, dans cette masse détruite, vous y rencontrez tous les processus provoqués par le staphylo, le strepto et le pneumocoque, rongeant, détruisant parallèlement au bacille de Koch.

Dans ce cas, c'est la phtisie, comme son nom l'indique, c'est la consomption, la fièvre hectique qui fait mourir, et supposez, pour un instant, que par un pouvoir magique, vous arriviez à détruire tous les bacilles de Koch, vos malades succomberont néanmoins au strepto, au staphylo, au pneumocoque.

L'emploi du sérum de Bertin et Pick m'a donné des guérisons inattendues chez des tuberculeux graves et j'ai toujours été surpris de voir que ce mode de traitement, basé sur la nature et l'évolution même du bacille de Koch, n'ait pas trouvé dans la pratique une généralisation plus grande. Le sérum que ces savants emploient et préconisent (sérum de chèvre ou de mouton), me paraît remplir à lui seul toutes les conditions désirables, puisque son action est à la fois dynamique et bactéricide.

En effet, le tuberculeux est un malade dans lequel l'agent bacillaire agit comme force destructive, mais en s'appuyant également sur d'autres forces destructives provoquées par le terrain. — Ici, ce sera l'anémie, une autre fois l'hérédité, une autre fois une influenza grippale.

Alors, avec ces généralités, quelles sont donc les propriétés que nous devrons demander à un agent thérapeutique contre la bacillose ? Nous admettons les propriétés reconstituantes, régénératrices des médicaments toniques généraux, cacodylates, phosphate de chaux, huile de foie de morue, etc., nous admettrons même la propriété antitoxique du suc de viande, mais a-t-on le droit de dire que chacun de ces agents remplit le double but que nous cherchons pour assurer la guérison de la tuberculose ?— Non, car ils sont ou simplement reconstituants, ou simplement antitoxiques. Le sérum de Bertin et Pick me paraît être, au contraire, à la fois reconstituant, antitoxique et bactéricide.

En effet, les observations montrent que tout sérum est un dynamogène et par conséquent un reconstituant général.

Nous en voyons la preuve tous les jours dans l'emploi des sérums artificiels, dans les cas d'hémorragies graves, d'anémie consécutive aux maladies chroniques, dans les chocs traumatiques opératoires ; personne ne nie plus cette action dynamogène, elle est reconnue.

Il suffira donc de la répéter pour entretenir le sujet dans un état de résistance remarquable.

Mais, si cette action était unique, le sérum que nous préconisons, celui de Bertin et Pick, n'aurait que la valeur du cacodylate de soude et des autres médications de terrain.

Tandis que, nous reportant aux expériences de laboratoire si souvent répétées, et aux faits cliniques, recueillis par nous-même et par beaucoup d'autres de nos confrères, nous voyons la valeur bactéricide s'ajouter à la valeur reconstituante.

Toutes ces raisons nous font penser que cette méthode sérothérapique, telle que l'ont présentée MM. Bertin et

Pick, est la seule qui puisse être tentée pour réaliser la guérison de la tuberculose, surtout au début, alors que nos moyens de diagnostic nous permettent aujourd'hui de constater les germes d'une tuberculose presque à sa naissance.

L'inocuité de ce traitement est absolue et son application en est facile : une injection hypodermique de 10 cc. tous les deux jours. Cependant, même avec le sérum de Bertin, nous estimons que la médication cacodylique doit être utilisée comme un précieux adjuvant, dans la plupart des cas, au même titre que le tannin, l'iode et l'huile de foie de morue.

Imp. de l'Institut de Bibliographie. — VIII-1000. — 426.

INSTITUT DE BIBLIOGRAPHIE

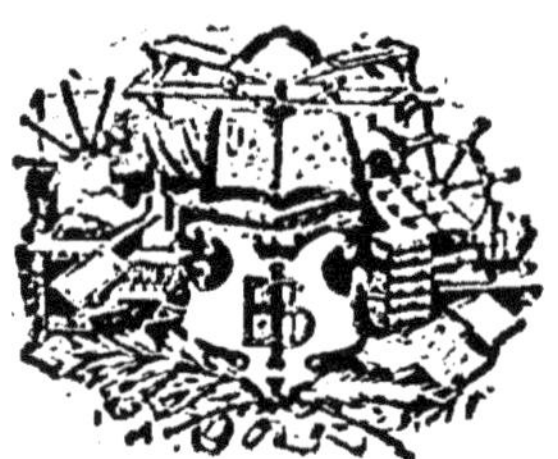

IMPRIMERIE : LE MANS (Sarthe).

www.ingramcontent.com/pod-product-compliance
Ingram Content Group UK Ltd.
Pitfield, Milton Keynes, MK11 3LW, UK
UKHW021048120726
13693UKWH00006B/2494